学养生

养性延命录

XING
YAN
MING
LU

梁

陶弘景 著

中国健康传媒集团

中国医药科技出版社

主 编

刘丹彤　陈子杰

内容提要

《养性延命录》由梁代陶弘景编撰而成，是我国古代早期养生学代表作之一。全书分上、下两卷，上卷包括教诫篇、食诫篇和杂诫忌禳害祈善篇，下卷包括服气疗病篇、导引按摩篇和御女损益篇，书中主要介绍了一些养性延命的理论和具体方法。本书内容丰富，辑录甚广，并附有注释，对读者领悟养生文化精髓大有裨益，适合中医药养生爱好者参考阅读。

图书在版编目（CIP）数据

养性延命录 /（梁）陶弘景著 ; 刘丹彤，陈子杰主编. —北京：中国医药科技出版社，2017.7（2024.10重印）

（读经典 学养生）

ISBN 978-7-5067-9140-3

Ⅰ. ①养… Ⅱ. ①陶… ②刘… ③陈… Ⅲ. ①养生（中医）- 中国 - 梁国 Ⅳ. ①R212

中国版本图书馆CIP数据核字(2017)第047372号

养性延命录

美术编辑 陈君杞
版式设计 大隐设计

出版 中国健康传媒集团 | 中国医药科技出版社
地址 北京市海淀区文慧园北路甲 22 号
邮编 100082
电话 发行：010-62227427 邮购：010-62236938
网址 www.cmstp.com
规格 787×1092mm $\frac{1}{32}$
印张 3 $\frac{5}{8}$
字数 47 千字
版次 2017 年 7 月第 1 版
印次 2024 年 10 月第 5 次印刷
印刷 大厂回族自治县彩虹印刷有限公司
经销 全国各地新华书店
书号 ISBN 978-7-5067-9140-3
定价 16.00 元

丛书编委会

本书编委会

主　编

刘丹彤　陈子杰

副主编

张小勇　白俊杰　牛逸群

出版者的话

中医养生学有着悠久的历史和丰富的内涵，是中华优秀文化的重要组成部分。随着人们物质文化生活水平的不断提高，广大民众越来越重视健康，越来越希望从中医养生文化中汲取对现实有帮助的营养。但中医学知识浩如烟海、博大精深，普通民众不知从何入手。为推广普及中医养生文化，系统挖掘整理中医养生典籍，我社精心策划了这套"读经典 学养生"丛书，从浩瀚的中医古籍中撷取20种有代表性、有影响、有价值的精品，希望能满足广大读者对养生、保健、益寿方面知识的需求和渴望。

为保证丛书质量，本次整理突出了以下特点：①力求原文准确，每种古籍均遴选精善底本，加以严谨校勘，为读者提供准确的原文；②每本书都撰写编写说明，介绍原著作者情况，该书主要内容、阅读价值及其版本情况；③正文按段落注释疑难字词、中医术语和各种文化常识，便于现代读者阅读理解；④每本书都配有精美插图，让读者在愉悦的审美体验中品读中医养生文化。

需要提醒广大读者的是，对古代养生著作中的内容我们也要有去粗取精、去伪存真的辩证认识。"读经典 学养生"丛书涉及大量的调养方剂和食疗方，其主要体现的是作者在当时历史条件下的养生方法，而中医讲究辨证论治、因人而异，因此，读者切不可盲目照搬，一定要咨询医生针对个体情况进行调养。

中医养生文化博大精深，中国医药科技出版社作为中央级专业出版社，愿以丰富的出版资源为普及中医药文化、提高民众健康素养尽一份社会责任，在此过程中，我们也期待读者诸君的帮助和指点。

中国医药科技出版社

2017 年 3 月

总序

养生（又称摄生、道生）一词最早见于《庄子》内篇。所谓生，就是生命、生存、生长之意；所谓养，即保养、调养、培养、补养、护养之意。养生就是根据生命发展的规律，通过养精神、调饮食、练形体、慎房事、适寒温等方法颐养身心、增强体质、预防疾病、保养身体，以达到延年益寿的目的。纵观历史，有很多养生经典著作及专论对于今天学习并普及中医养生知识，提升人民生活质量有着重要作用，值得进一步推广。

中医养生，源远流长，如成书于西汉中后期我国现存最早的医学典籍《黄帝内经》，把养生的理论和方法叫作"养生之道"。又如《素问·上古天真论》云："上古之人，其知道者，法于阴阳，和于术数，食饮有节，起居有常，不妄作劳，故能形与神俱，而尽终其天年，度百岁乃去。"此处的"道"，就是养生之道。

需要强调的是，能否健康长寿，不仅在于能否懂得养生之道，更为重要的是能否把养生之道贯彻应用到日常生活中去。

此后，历代养生家根据各自的实践，对于"养生之道"都有着深刻的体会，如唐代孙思邈精通道、佛之学，广集医、道、儒、佛诸家养生之说，并结合自己多年丰富的实践经验，在《千金要方》《千金翼方》两书中记载了大量的养生内容，其中既有"道林养性""房中补益""食养"等道家养生之说，也有"天竺国按摩法"等佛家养生功法。这些不仅丰富了养生内容，也使得诸家传统养生法得以流传于世，在我国养生发展史上，具有承前启后的作用。

宋金元时期，中医养生理论和养生方法日益丰富发展，出现了众多的养生专著，如宋代陈直撰《养老奉亲书》，元代邹铉在此书的基础上继增三卷，更名为《寿亲养老新书》，其特别强调了老年人的起居护理，指出老年之人，体力衰弱，动作多有不便，故对其起居作息、行动坐卧，都须合理安排，应当处处为老人提供便利条件，细心护养。在药物调治方面，老年人气色已衰，精神减耗，所以不能像对待年轻人那样施用峻猛方药。其他诸如周守忠的《养生类纂》、李鹏飞的《三元参赞延寿书》、王珪的《泰定养生主论》等，也均为养生学的发展做出了不同程度的贡献。

明清之际，先后出现了很多著名养生学家和专著，进一步丰富和完善了中医养生学的内容，如明代高濂的《遵生八笺》从气功角度提出了养心坐功法、养肝坐功法、养脾坐功法、养肺坐功法、养肾坐功法，又对心神调养、四时调摄、起居安乐、饮馔服食及药物保健等方面做了详细论述，极大丰富了调养五脏学说。清代尤乘在总结前人经验的基础上编著《寿世青编》一书，在调神、饮食、保精等方面提出了养心说、养肝说、养脾说、养肺说、养肾说，为五脏调养的完善做出了一定贡献。在这一时期，中医养生保健专著的撰辑和出版是养生学史的鼎盛时期，全面地发展了养生方法，使其更加具体实用。

综上所述，在中医理论指导下，先哲们的养生之道在静神、动形、固精、调气、食养及药饵等方面各有侧重，各有所长，从不同角度阐述了养生理论和方法，丰富了养生学的内容，强调形神共养、协调阴阳、顺应自然、饮食调养、谨慎起居、和调脏腑、通畅经络、节欲保精、益气调息、动静适宜等，使养生活动有章可循、有法可依。例如，饮食养生强调食养、食节、食忌、食禁等；药物保健则注意药养、药治、药忌、药禁等；传统的运动养生更是功种繁多，如动功有太极拳、八段锦、易筋经、五禽戏、保健功等，静功有放松功、内养功、强壮功、意气功、真气运行法等，动静结合功有空劲功、形神桩等。无论选学哪种功法，只要练功得法，持之以恒，都可收到健身防病、益寿延年之效。针灸、按摩、推拿、拔火罐等，也都方便易行，效果显著。诸如此类的方法不仅深受我国人民喜爱，而且远传世界各地，为全人类的保健事业做出了应有的贡献。

本套丛书选取了中医药学发展史上著名的养生专论或专著，加以句读和注解，其中节选的有《黄帝内经》《备急千金要方》《千金翼方》《闲情偶寄》《遵生八笺》《福寿丹书》，全选的有《摄生消息论》《修龄要指》《摄生三要》《老老恒言》《寿亲养老新书》《养生类要》《养生类纂》《养生秘旨》《养性延命录》《饮食须知》《寿世青编》《养生三要》《寿世传真》《食疗本草》。可以说，以上这些著作基本覆盖了中医养生学的内容，通过阅读，读者可以在品味古人养生精华的同时，培养适合自己的养生理念与方法。

当然，由于这些古代著作成书年代所限，其中难免有些糟粕或者不合时宜之处，还望读者甄别并正确对待。

翟双庆

2017 年 3 月

编写说明

　　《养性延命录》由梁代陶弘景（公元456~536）编撰而成，是我国古代早期的养生学代表作之一。陶氏"略取要法，删弃繁芜，类聚篇题"，辑录了上自炎黄、下至魏晋之间的养生理论与方法，目的是"庶补助于有缘，冀凭以济物耳"，鼓励世人性命双修。

　　本书分两卷六篇：上卷为教诫篇、食诫篇和杂诫忌禳害祈善篇，正反举例顺应和违背自然之道的养生方法，强调正确养生的重要性，并列举饮食和日常起居的注意事项；下卷为服气疗病篇、导引按摩篇和御女损益篇，分别讲述服气疗病法、导引按摩法和房中术的具体时宜和方法，广泛涉及五禽戏、六字气诀等古老的养生术。

　　《养性延命录》引用《大有经》《小有经》《服气经》《黄庭经》及嵇康注《老子养生篇》、

河上公注《道德经》等古籍三十余部，对道教的养生理论和方法作了较系统的论述，是道教史上对养生术的一次大总结，它反映了道教学者对益寿延年的高度重视。该书虽为辑录性质，但其中不乏陶弘景个人的养生思想。如他认为"我命在我不在天"，即通过发挥人的主体能动性，可以延年益寿乃至长生，并提出了以"形神兼修"为主的养生原则。

有学者评价此书说："如果和《太平经》、葛洪的《抱朴子》相比的话，它们虽然都有追求不死成仙的终极目标，但陶弘景立足于实验而得到结论，更加强调和看重生命的延长以及生命的健康和质量，着力于总结、探寻实际可行的养生方法。因而其《养性延命录》很少提到白日飞升之类的说法，而非常强调人掌握自己生命的自主性，这也是其道术的重要特点。"真可谓一语中的，十分精辟。但由于本书成书年代较早，书中部分内容有片面乃至迷信的认识，望读者阅读时采取扬弃的态度，进而从中获益。

编者

2017 年 3 月

序

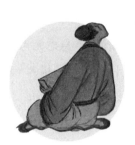

夫禀气^①含灵^②，唯人为贵。人所贵者，盖^③贵为生。

注

①禀气：天赋的气性。

②含灵：内蕴灵性。

③盖：虚词，表示大概。

生者神之本，形者神之具^①。神大^②用则竭，形大劳则毙^③。

1

注

①具：具象。

②大：过度。

③毙：死亡。

　　若能游心虚静①，息虑无为②，服③元气④于子后⑤，时导引⑥于闲室，摄养⑦无亏，兼饵⑧良药，则百年耆寿⑨，是常分⑩也。

注

①游心虚静：心无旁念。

②无为：道家指顺应自然的作为。典出《老子》："是以圣人处无为之事，行不言之教。"《淮南子·原道》："所谓无为者，不先物为也。"

③服：服从，顺从。

④元气：道教内丹名词，指享受先天的元阳真气。产生于脐下，非后天呼吸之气。

⑤子后：子时以后，即凌晨一点之后。

⑥导引：导，导气，导气令和；引，引体，引体令柔。可见，导引是我国古代的呼吸运动（导）与肢体运动（引）相结合的一种养生术，也是气功中的动功之一，与现代的保健体操相类似。

⑦摄养：养生，调养。

⑧饵：喂，服用。

⑨耆寿：高寿。

⑩常分：定分。

如恣意①以耽②声色③，役智④而图富贵，得丧恒切⑤于怀，躁挠⑥未能自遣⑦，不拘礼度，饮食无节，如斯之流，宁⑧免夭伤⑨之患也。

注

①恣意：放纵，不加限制，任意。

②耽：沉溺，入迷。

③声色：指歌舞和女色。

④役智：驱使心智。

⑤恒切：恒，长久；切，有牢记、萦绕的意思。《养生类纂》中本句作"得丧萦于怀抱"。

⑥躁挠：指焦躁、烦扰等不良情绪。

⑦自遣：自己排遣愁闷，宽慰自己。

⑧宁（níng）：岂，难道，表反问。

⑨夭伤：夭折损伤。

余因止观微暇①，聊②复披览③《养生要集》。其集乃钱彦、张湛④、道林之徒，翟平、黄山之辈，咸⑤是好事英奇，志在宝育⑥。

3

①止观微眠：止观，止息一切外境与妄念，而关注
　于特定的对象之上；微眠，形容时间较短。

②聊：姑且。

③披览：翻阅，展读。

④张湛：东晋学者、玄学家、养生学家，字处度，
　高平（郡治在山东金乡西北）人。

⑤咸：都。

⑥宝育：宝通"保"，保养性命。

　　或鸠集①仙经真人寿考②之规，或得采彭铿
老君长龄③之术。

注

①鸠（jiū）集：纠集，搜集。

②考：年高，长寿。

③龄：长寿。

　　上自农、黄①以来，下及魏、晋之际，但
有益于养生及招损②于后患，诸本先皆记录。

注

①农、黄：神农、黄帝。

②招损：导致损害。

　　今略取要法^①，删弃繁芜^②，类聚^③篇题，分为上下两卷，卷有三篇，号为《养性延命录》。

注

①要法：值得重视的方法。

②繁芜（wú）：繁多芜杂。

③类聚：将同类的事物汇聚在一起。

　　拟补助^①于有缘，冀^②凭缘以济物^③耳。

注

①补助：补益帮助。

②冀：希望。

③物：释义为济人，救助别人。

目录

卷一 教诫篇第一

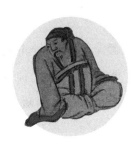

读经典学养生

养性延命录

YANG
XING
YAN
MING
LU

卷一

教诫篇第一

《神农经》曰：食谷者，智慧聪明。食石者，肥泽①不老（谓炼五石②也）。

①肥泽：肌肉丰润。
②五石：道家炼丹用的五种药物，分别为丹砂、雄黄、白矾、曾青和磁石。

食芝者，延年不死。食元气①者，地不能埋，天不能杀。是故食药者，与天相异，日

养性延命录

读经典 学养生

YANG
XING
YAN
MING
LU

卷一

教诫篇第一

月并列。

①元气：泛指宇宙自然之气。

《混元道经》曰：谷神不死①（河上公曰：谷，养也。能养神则不死。神为五脏②之神。肝藏魂，肺藏魄，心藏神，肾藏精，脾藏志③。五脏尽伤，则五神去）。

①谷神不死：语见老子《道德经》第六章，谷神原文指道，此处指能养神。
②五脏：即肝、心、脾、肺、肾。
③肝藏魂……脾藏志：中医五脏与五志有相对应的关系，表示五脏元神的功能，其中肝藏魂，肺藏魄，心藏神，肾藏志，脾藏意，与本文有出入。

是谓玄牝①（言不死之道，在于玄牝。玄，天也，天于人为鼻；牝，地也，地于人为口。

天食②人以五气③，从鼻入，藏于心，五气清微④，为精神、聪明⑤、音声、五性⑥。其鬼曰魂，魂者，雄也，出入人鼻，与天通，故鼻为玄也。地食人以五味⑦，从口入，藏于胃，五味浊滞⑧，为形骸、骨肉、血脉、六情。其鬼曰魄，魄者，雌也，出入于口，与地通，故口为牝也）。

读经典学养生

养性延命录

YANG
XING
YAN
MING
LU

卷一

教诫篇第一

注

①玄牝（pìn）：《道德经》中指玄妙的母性，此处指人的鼻和口。

②食：喂养。

③五气：指五味所化之气。

④清微：清淡微妙。

⑤聪明：耳聪目明。

⑥五性：五脏的特性。

⑦五味：指酸、苦、甘、辛、咸。

⑧浊滞：浊指浑浊，滞指不流通。

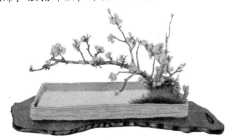

读经典 学养生

养性延命录

YANG
XING
YAN
MING
LU

卷一

教诫篇第一

玄牝之门，是谓天地根（根，原也。言鼻口之门，乃是天地之元气所从往来也）。绵绵①若存（鼻口呼吸喘息，当绵绵微妙，若可存，复若无有也）。用之不勤②（用气当宽舒，不当急疾勤劳）。

注

①绵绵：连续不断的样子。
②勤：经常。

《混元道德经》曰：出生（谓情欲出于五内，魂定魄静，故生也）入死（谓情欲入于胸臆①，精散神惑②，故死也）。

注

①臆：胸部。
②神惑：精神迷乱。

生之徒十有三，死之徒十有三（言生死之类，各十有三，谓之九窍①而四关②也。其生也，目不妄③视，耳不妄听，鼻不妄嗅，口不妄言，手不妄持，足不妄行，精不妄施；其死也，反是）。

①九窍：即指人体的两眼、两耳、两鼻孔、口、前阴尿道和后阴肛门。
②四关：指耳、目、心、口。
③妄：为胡乱之意。

人之生世，动皆之死地十有三（人欲求生，动作反之，十有三之死地）。夫何故？以其求生之厚①也（所以动之死地者，以其求生之活之太厚也。远道②反夭③，妄行失纪④）。

①厚：深、重、多。
②远道：远离道义。
③夭：未成年人死去。
④纪：法纪。

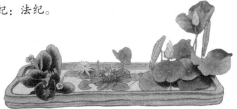

读经典 学养生

养性延命录

YANG
XING
YAN
MING
LU

卷一

教诫篇第一

盖闻善摄生者，陆行不遇兕[①]虎，入军不被甲兵[②]。兕无所投其角，虎无所措其爪，兵无所容其刃。

注

①兕（sì）：古书上所说类似犀牛的一种异兽（一说就是雌性犀牛）。

②不被甲兵：被，蒙受，遭受；甲兵，铠甲和兵器。此处指不受到武器的伤害。

　　夫何故？以其无死地（以其不犯上[①]，十有三之死地也）。

注

①犯上：做出冒犯长辈或上级的事情。

　　《庄子·养生篇》曰：吾生也有涯[①]（向秀[②]曰：生之所禀[③]，各有极也），而智也无涯（嵇康[④]曰：夫不虑而欲，性之动也。识而发感，智之用也。性动者，遇物而当足[⑤]，则无余智，从感不求，倦而不已。故世之可患[⑥]，恒在于

6

读经典学养生

养性延命录

YANG
XING
YAN
MING
LU

卷一

教诫篇第一

智困,不在性动也)。以有涯随无涯,殆已(郭象[7]曰:以有限之性,寻无趣之智,安得而不困哉)。已而[8]为智者,殆而已矣(向秀曰:已困于智矣。又为智以攻之者,又殆矣)。

注

① 涯:边际,边限。

② 向秀:向秀(约公元 227 年~272 年),字子期,河内怀(今河南武陟)人,魏晋"竹林七贤"之一。

③ 禀:生性。

④ 嵇康:嵇康(224 年~263 年,一作 223~262 年),字叔夜。汉族,谯郡铚县(今安徽省濉溪县临涣镇)人。三国曹魏时著名思想家、音乐家、文学家。

⑤ 足:知足,满足。

⑥ 患:祸患。

⑦ 郭象:字子玄,洛阳(今河南洛阳)人,西晋时期玄学家。

⑧ 已而:已然。

《庄子》曰:达①生之情者,不务②生之所无以为(向秀曰:生之所无以为者,性表③之事也。张湛曰:生理④自全,为分外⑤所为,此是以有涯随无涯也)。达命之情者,不务智之

养性延命录

读经典 学养生

YANG
XING
YAN
MING
LU

卷
一

教诫篇第一

所无奈何⑥（向秀曰：命尽而死者是。张湛曰：乘⑦生顺之理，穷⑧所禀分⑨，岂智所知何也）。

注

①达：明白，理解，通达。

②务：追求。

③性表：人或事物的本身所具有的能力、作用等。

④生理：生之道理。

⑤分外：本分之外。

⑥无奈何：没有办法。

⑦乘：趁着，凭借，利用。

⑧穷：穷尽，极尽。

⑨禀分：天赋的资质。

《列子》曰：少不勤行，壮不竞①时，长而安贫②，老而寡欲③，闲心劳形，养生之方也。

注

①竞：争逐。

②安贫：安于清贫。

③寡欲：少有欲望。

《列子》曰：一体之盈虚①，消息皆通于天地，应②于万类③（张湛曰：人与阴阳④通气）。和之于始，和之于终，静神灭想，生之道⑤也（始终和，则神志不傲⑥）。

①盈虚：充盈与亏损。
②应：感应。
③万类：万物。
④阴阳：传统观念认为，阴阳代表一切事物的最基本对立关系。
⑤生之道：养生之道。
⑥傲：自高自大。

《混元妙真经》曰：人常失道，非道失人。人常去①生，非生去人。故养生者，慎勿失道。为道者，慎勿失生，使道与生相守，生与道相保。

①去：离开、舍弃的意思。

《黄老经玄示》曰：天道施化①，与万物无穷。人道施化，形神消亡。转神施精，精竭故衰。形本生精，精生于神，不以生施②，故能与天合德③。不与神化，故能与道同式。

①施化：造化。

②施：授予。

③合德：犹同德。

《玄示》曰：以形化者，尸解①之类，神与形离，二者不俱。遂象飞鸟，入海为蛤，而随季秋②，阴阳之气。以气化者，生可冀也。以形化者，甚可畏也。

①尸解：道教认为道士得道后可遗弃肉体而仙去，或不留遗体，只假托一物（如衣、杖、剑）遗世而升天，谓之尸解。

②季秋：秋季的最后一个月，农历九月。

读经典学养生

养性延命录

YANG
XING
YAN
MING
LU

卷
一

教诫篇第一

严君平《老子指归》曰：游心于虚静，结志于微妙①，委虑于无欲，归计于无为，故能达生②延命，与道为久。

①微妙：精微深奥之境。

②达生：达，指通晓、通达；生，指生存、生命。

《大有经》曰：或疑者云，始同起于无外，终受气于阴阳，载形魄于天地，资生长于食息①，而有愚有智，有强有弱，有寿②有夭，天耶？人耶？

①食息：饮食和呼吸。

②寿：长寿。

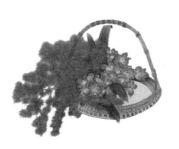

养性延命录

读经典 学养生

YANG
XING
YAN
MING
LU

卷
一

教诫篇第一

解者①曰：夫形生愚智，天也。强弱寿夭，人也。天道自然，人道自己。始而胎气②充实，生而乳食有余，长而滋味③不足，壮而声色有节者，强而寿。始而胎气虚耗，生而乳食不足，长而滋味有余，壮而声色自放④者，弱而夭。生长全足，加之导养⑤，年未可量。

①解者：指通晓养生之道的人。

②胎气：胎儿在母体内所受的精气。

③滋味：滋养之品。

④自放：自我放纵。

⑤导养：摄生养性。

《道机》曰：人生而命有长短者，非自然也，皆由将①身不谨，饮食过差，淫泆②无度，忤逆③阴阳，魂神不守，精竭命衰，百病萌生④，故不终其寿。

注

①将：保养。

②淫泆：亦作"淫佚"。恣纵逸乐。

12

③忤逆：指冒犯、违抗之意。
④萌生：萌芽，产生。

《河图帝视萌》曰：侮①天时者凶，顺天时者吉。春夏乐山高处，秋冬居卑②深藏。吉利多福，寿考无穷。

①侮：轻慢，侮辱。
②卑：地势低下，与"高"相对。

《洛书宝予命》曰：古人治病之方，和以醴泉①，润以元气，药不辛不苦，甘甜多味，常能服之，津流五脏，系在心肺，终身无患。

①醴泉：醴，薄酒。泉水的味道像薄酒的，叫醴泉水，又叫甘泉。

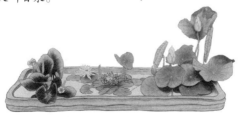

读经典 学养生

养性延命录

YANG
XING
YAN
MING
LU

卷
一

教诫篇第一

《孔子家语》曰：食肉者，勇敢而悍[1]（虎狼之类）；食气者，神明而寿（仙人，灵龟是也）；食谷者，智慧而夭（人也）；不食者，不死而神[2]（直任喘息而无思虑）。

[1] 悍：凶狠，蛮横，凶悍。
[2] 神：成神。

《传》曰：杂食[1]者，百病妖邪所钟[2]，所食愈少，心愈开，年愈益[3]；所食愈多，心愈塞，年愈损焉。

[1] 杂食：吃的食物种类繁多。
[2] 钟：钟爱。
[3] 益：增加。

太史公司马谈[1]曰：夫神者，生之本；形者，生之具也。神大用则竭，形大劳则毙。神形早衰，欲与天地长久，非所闻也。故人所以生者，神也；神之所托者，形也。神形离别则死，死者不可复生，离者不可复返，故乃圣人重之。夫养生之道，有都领^②大归^③，未能具其会^④者，但思每与俗反，则暗践胜辙^⑤，获过半之功矣。有心之徒，可不察欤^⑥？

注

①司马谈：司马迁的父亲，夏阳（今陕西韩城）人，为汉初五大夫，建元、元封年间任太史令，因深受当时流行的黄老思想的影响，所以对道家的思想完全认同。

②都领：纲领。

③大归：死亡。

④会：香会，祭礼。

⑤暗践胜辙：践，实践，践行；辙，本义为车轮碾过的痕迹，此处指因循守旧的不正确的养生方法。全句的意思是暗中的实践胜于因循守旧的世俗做法。

⑥欤：文言助词，表示疑问、感叹、反诘等语气。

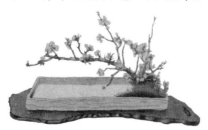

读经典　学养生

养性延命录

YANG
XING
YAN
MING
LU

卷一

教诫篇第一

《小有经》曰：少思、少念、少欲、少事、少语、少笑、少愁、少乐、少喜、少怒、少好、少恶，行此十二少，养生之都契①也。

①契：要义、要领。

多思则神殆①，多念则志散，多欲则损志，多事则形疲，多语则气争，多笑则伤脏，多愁则心慑，多乐则意溢，多喜则忘错惛乱②，多怒则百脉不定，多好则专迷不治，多恶则憔煎③无欢。此十二多不除，丧生之本也。

①殆：懈怠。
②忘错惛（hūn）乱：忘却过失，头脑昏乱。
③憔煎：使人面黄肌瘦，痛苦不堪。

无多者，几乎真人。大计奢懒①者寿，悭勤②者夭，放散劬恪③之异也。

①奢懒：以懒惰为奢侈，即勤劳。
②悭（qiān）勤：吝啬勤劳，即懒惰。
③劬（qú）悋（lìn）：勤劳与懒惰。

　　田夫寿，膏粱①夭，嗜欲少多之验也。处士②少疾，游子多患，事务繁简之殊也。故俗人竞利，道士罕营③。

①膏粱：借指富贵人家及其后嗣。
②处士：本指有才德而隐居不仕的人，后亦泛指未做过官的士人。
③营：经营，管理。

　　胡昭①曰：目不欲视不正之色，耳不欲听丑秽之言，鼻不欲向膻腥②之气，口不欲尝毒刺③之味，心不欲谋欺诈之事，此辱神损寿。又居常而叹息，晨夜而吟啸④，干正来邪也。夫常人不得无欲，又复不得无事，但当和心少念，静身损虑，先去乱神犯性，此则啬⑤神之一术也。

注

①胡昭：胡昭（161~250），字孔明，颍川（治今河南禹州）人。三国时期隐士、书法家，擅长隶书，与钟繇、邯郸淳、卫觊、韦诞齐名，有"钟氏小巧，胡氏豪放"之说，世人并称"钟胡"。

②膻腥：荤腥，指鱼肉类食物。

③毒刺：有害。

④吟啸：悲叹，哀号。

⑤啬：爱惜。

《黄庭经》曰：玉池清水①灌灵根②，审能修之可长存，名曰饮食自然。自然者，则是华池。华池者，口中唾也。呼吸如法，咽之则不饥也。

注

①清水：道家指津液。

②灵根：慧根，悟性。

《老君尹氏内解》曰：唾者，凑为醴泉，聚为玉浆①，沉为华池，散为精浮，降为甘露。故口为华池，中有醴泉，漱而咽之，溉脏润身，流利^②百脉，化养万神，支节毛发，宗之而生也。

①玉浆：此处指津液。
②流利：流畅通利。

《中经》曰：静者寿，躁者夭。静而不能养减寿，躁而能养延年^①。然静易御^②，躁难将^③，尽顺养之宜者，则静亦可养，躁亦可养。

①延年：延长寿命。
②御：保持。
③将：统帅，此处指控制。

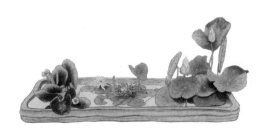

养性延命录

读经典 学养生

YANG
XING
YAN
MING
LU

卷
一

教诫篇第一

韩融元长^①曰：酒者，五谷之华，味之至也，亦能损人。然美物难将^②而易过，养性所宜慎之。

注

①韩融元长：韩融（约 126~196），字元长，颍川舞阳（今属河南省漯河市）人，献帝时大臣。中平五年（公元 188 年），融与荀爽、陈纪等十四人并博士征，不至。明年，董卓废立，融等复俱公车征。初平元年（公元 190 年）六月，融为大鸿胪，奉命与执金吾胡母班等出使关东。献帝东迁，为李傕、郭汜等所败，融为太仆，奉命至弘农与傕、汜连和，使其放遣公卿百官及宫女妇人。年七十卒。

②将：率领，把握。

邵仲湛^①曰：五谷充^②肌体而不能益寿，百药疗疾延年而不甘口^③。甘口充肌^④者，俗人所珍；苦口延年者，道士之所宝。

注

①邵仲湛：邵仲湛写作邵仲堪，《医心方》第二十九卷辑《养生要集》引邵仲堪，可知名"仲堪"为确。其他医书中分别出现《浩仲堪方》《浩

京方》《褚仲堪方》《殷仲堪方》等。有人认为《养性延命录》所辑应是浩京，字仲堪者，其余均为形声相近而讹传的伪名。

②充：充养。

③甘口：美味。

④甘口充肌：滋味美好，充养肌肤。

　　《素问》①曰：黄帝②问岐伯③曰：余闻上古④之人，春秋皆百岁而动作不衰（谓血气犹盛也），今时之人，年始半百动作皆衰者，时世异耶，将人之失耶？

①素问：即《黄帝内经·素问》，古代中医学著作之一，也是现存最早的中医理论著作，相传为黄帝创作，大约成书于春秋战国时期。原书9卷，后经唐代王冰订补，改编为24卷，计81篇，所论内容十分丰富，以人与自然统一观、阴阳学说、五行说、脏腑经络学为主线，论述摄生、脏腑、经络、病因、病机、治则、药物以及养生防病等方面的关系，集医理、医论、医方于一体，突出阐发了古代的哲学思想，强调了人体内外统一的整体观念，从而成为中医基本理论的渊源。

②黄帝：古帝名，传说是中原各族的共同祖先，少

养性延命录

读经典 学养生

YANG
XING
YAN
MING
LU

卷一

教诫篇第一

典之子，姓公孙，居轩辕之丘，故号轩辕氏。又居姬水，因改姓姬。国于有熊，也称有熊氏。

③岐伯：传说时期最富有声望的医学家，《帝王世纪》载："（黄帝）又使岐伯尝味百草。典医疗疾，今经方、本草之书咸出焉。"

④上古：远古。

注

　　岐伯曰：上古之人，其知道①者，法则②阴阳，和于术数（房中交接之法），饮食有节③，起居有度④，不妄动作⑤，故能形与神俱⑥，尽终其天命⑦，寿过百岁。

①知道：了解养生之道。

②法则：以……为法则。

③节：节制。

④度：法度。

⑤动作：行动劳作。

⑥形与神俱：指身体与精神相协调。

⑦天命：犹天年，谓人之自然寿命。

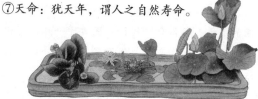

今时之人则不然，以酒为浆①，以妄为常，醉以入房，以欲竭其精，以好②散其真③，不知持满④，不时御神⑤，务⑥快其心，游⑦于阴阳，生活起居，无节无度，故半百而衰也。

①浆：古代一种微酸的饮料，指平日饮用之物。

②好：同"耗"，消耗的意思。

③真：真元。

④持满：犹持盈。

⑤御神：持守精神。

⑥务：追求。

⑦游：游离。

老君曰：人生大期①，百年为限，节护②之者，可至千岁。如膏③之用，小炷与大耳。

①大期：大限，迷信指寿数已尽，注定死亡的日期。

②节护：节制、爱惜。

③膏：指脂肪或很稠的糊状东西。

养性延命录

读经典 学养生

YANG
XING
YAN
MING
LU

卷
一

教诫篇第一

众人大言而我小语，众人多烦而我少记，众人悷暴①而我不怒。

注

①悷暴：凶恶残暴。

不以人事累意，不修仕禄①之业，淡然无为，神气自满，以为不死之药，天下莫我知也。

注

①仕禄：仕途利禄，指做官。

无谓①幽冥②，天知人情。无谓暗昧③，神见人形。

注

①无谓：不要说。
②幽冥：玄远、微妙。
③暗昧：昏暗不明。

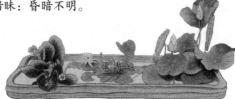

心言小语^①，鬼闻人声。犯禁^②满千，地收人形。

①小语：小人之语。
②犯禁：违反律令，触犯禁令。

人为阳善，吉人报之；人为阴善，鬼神报之；人为阳恶，贼人治之；人为阴恶，鬼神治之。故天不欺人依^①以影^②，地不欺人依以响。

①依：根据。
②影：此处指人的行为。

老君曰：人修善积德而遇其凶祸者，受先人之余殃^①也。犯禁为恶而遇其福者，蒙先人之余福也。

①余殃：遗留下来的祸害，指后患。

读经典学养生

养性延命录

YANG
XING
YAN
MING
LU

卷一

教诫篇第一

读经典学养生

养性延命录

YANG
XING
YAN
MING
LU

卷
一

教诫篇第一

《名医叙病论》曰：世人不终耆寿，咸多夭殁[1]者，皆由不自爱惜，忿争[2]尽意，邀名射[3]利，聚毒攻神，内伤骨髓，外乏筋肉，血气将无，经脉便壅，肉理空疏，唯招蛊[4]疾，正气日衰，邪气日盛矣。

注

①夭殁（mò）：亦作"夭没"。短命，早死。

②忿争：亦作"忿诤"。愤怒相争。

③射：谋取，逐取。

④蛊：泛指由虫毒结聚，络脉瘀滞而致胀满、积块的疾患。

不异举沧波[1]以注爝火[2]，颓[3]华岭而断涓流[4]，语其易也，甚于兹[5]矣。

注

①沧波：此处指大海。

②爝（jué）火：小火。

③颓：崩坏，倒塌。

④涓流：细小的水流。

⑤兹：此，这。

彭祖^①曰：道不在烦^②，但^③能不思衣，不思食，不思声，不思色，不思胜，不思负，不思失，不思得，不思荣，不思辱。心不劳，形不极，常导引纳气^④胎息^⑤尔，可得千岁。欲长生无限者，当服上药^⑥。

注

①彭祖：彭姓，名翦，又称钱铿，中国神话中的长寿仙人，传说是南极仙翁的转世化身，并以享寿八百多岁著称于世。

②烦：多。

③但：只要。

④纳气：即采气，采天地万物之精华灵气而收纳于自身体内。

⑤胎息：通过意念诱导的一种高度柔和的腹式呼吸方法。

⑥上药：仙药。

仲长统^①曰：荡六情五性，有心而不以之思，有口而不以之言，有体而不以之安。安之而能迁，乐之而不爱，以之图^②之，不知日之益也，不知物之易也。其彭祖、老聃庶几^③，不然，彼何为与人者同类，而与人者异寿。

① 仲长统：（179~220），字公理，山阳郡高平（今
　山东省邹城市西南部）人，东汉末年哲学家、政
　论家，其思想和才华集中表现在《昌言》之中。
② 图：图谋，谋取。
③ 庶几：指贤人。

陈纪元方①曰：百病横夭②，多由饮食。饮
食之患，过于声色。声色可绝之逾年③，饮食
不可废之一日，为益亦多，为患亦叨④（多则
切⑤伤，少则增益）。

注

① 陈纪元方：陈纪，字元方，颍川许人，陈寔之子，
　自幼聪慧。生年不详，约卒于汉献帝建安上半期
　（196~207）中，年七十一岁。与弟谌俱以至德称，
　兄弟孝养，闺门雍和。
② 横夭：意外地早死。
③ 逾年：超过一年。指很长时间。
④ 叨：多。
⑤ 切：契合，与……相一致。

张湛云：凡脱①贵势者，虽不中邪②，精神内伤，身必死亡（非妖祸外侵，直由冰炭内煎，则自崩伤中呕血也）。始富后贫，虽不中邪，皮焦筋出，委辟③为挛④（贫富之于人，利害犹于权势，故痾疹损于形骸而已）。动胜寒，静胜热，能动能静，所以长生。精气清静，乃与道合。

① 脱：离开。
② 中邪：为邪气所中伤。
③ 委辟：委通"痿"，肌肉萎缩；辟通"躄"，足不能行。
④ 挛：手脚蜷曲不能伸开。

《庄子》曰：真人其寝①不梦。

① 寝：睡，卧。

养性延命录

读经典 学养生

YANG
XING
YAN
MING
LU

卷
一

教诫篇第一

《慎子》云：昼无事者，夜不梦。张道人年百数十，甚翘壮①也。云：养性之道，莫久行、久坐、久卧、久视、久听，莫强食饮，莫大沉醉，莫大愁忧，莫大哀思，此所谓能中和②。能中和者，必久寿也。

①翘壮：特别强壮。

②中和：中庸之道的主要内涵。儒家认为能"致中和"，则天地万物均能各得其所，达于和谐境界。

《仙经》曰：我命在我不在天。但愚人不能知。此道为生命之要，所以致百病风邪者，皆由恣意极情①，不知自惜，故虚损生也。辟如枯朽之木，遇风即折；将崩之岸，值②水先颓。今若不能服药，但知爱精节情，亦得一二百年寿也。

①恣意极情：放纵感情，不加节制。

②值：遇到。

读经典学养生

养性延命录

YANG
XING
YAN
MING
LU

卷一

教诫篇第一

张湛《养生集》叙曰：养生大要，一曰啬神，二曰爱气，三曰养形，四曰导引，五曰言语，六曰饮食，七曰房室，八曰反俗[1]，九曰医药，十曰禁忌。过此已[2]往，义可备焉。

注

[1]反俗：这里指抵制不合理的世俗养生观。

[2]已：通"以"。

青牛道士言：人不欲使乐，乐人不寿，但当莫强健为力所不任[1]，举重引[2]强，掘地苦作，倦而不息，以致筋骨疲竭耳。

注

[1]任：承受，胜任。

[2]引：拉，牵。

然于劳苦，胜于逸乐[1]也。能从朝至暮，常有所为，使之不息乃快，但觉极当息，息复为之。此与导引无异也。夫流水不腐，户枢不朽者，以其劳动数[2]故也。

养性延命录

读经典 学养生

YANG
XING
YAN
MING
LU

卷
一

教诫篇第一

①逸乐：安逸享乐。

②数：多。

　　饱食不用坐与卧，欲得行步，务作以散之。不尔①，使人得积聚②不消之疾，及手足痹蹶③，面目黧皯④，必损年寿也。

①不尔：不如此，不这样。

②积聚：中医指腹内结块的病症。

③痹蹶：中医指由风、寒、湿等引起的肢体疼痛或麻木的疾病。

④黧皯（lí gǎn）：黧黑枯槁。

　　皇甫隆①问青牛道士（青牛道士姓封，字君达），其养性法则可施用。

注

①皇甫隆：三国时期魏国人，嘉平年间任敦煌太守，有政绩。

32

大略云：体欲常劳，食欲常少，劳无^①过极，少无过虚^②，去肥浓，节咸酸，减思虑，损喜怒，除驰逐^③，慎房室。武帝行之有效。

①无：通"勿"，不要。

②过虚：过分不足。

③驰逐：奔驰追赶。

彭祖曰：人之受气^①，虽不知方术，但养之得理，常寿之一百二十岁。不得此者，皆伤之也。小复晓道^②，可得二百四十岁。复微加药物，可得四百八十岁（嵇康亦云：导养得理，上可寿千岁，下可寿百年）。

①受气：秉受自然界之气。

②晓道：了解养生之道。

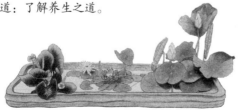

养性延命录

读经典 学养生

YANG
XING
YAN
MING
LU

卷
一

教诫篇第一

彭祖曰：养寿之法，但莫伤之而已。夫冬温夏凉，不失四时之和，所以适①身也。

①适：与……相适应。

彭祖曰：重衣厚褥，体不劳苦，以致风寒之疾。厚味脯腊，醉饱厌饫①，以致聚结之病。美色妖丽，嫔妾盈房，以致虚损之祸。淫声哀音，怡心悦耳，以致荒耽②之惑。驰骋游观，弋猎③原野，以致发狂之失。谋得战胜，兼弱取乱，以致骄逸④之败。盖圣贤或失其理也。然养生之具，譬犹水火不可失适⑤，反为害耳。

①厌饫（yù）：吃饱，吃腻。
②耽：沉溺。
③弋（yì）猎：射猎，狩猎。
④骄逸：亦作"骄佚"，骄纵放肆。
⑤失适：不适度。

彭祖曰：人不知道，径^①服药损伤，血气不足，肉理空疏，髓脑不实，内已先病，故为外物所犯，风寒酒色以发之耳。若本充实，岂有病乎！

①径：只。

仙人曰：罪莫大于淫，祸莫大于贪，咎^①莫大于谗^②。此三者，祸之车^③，小则危身，大则危家。

①咎：指过失，罪过。
②谗：在别人面前说陷害某人的坏话。
③车：载体。

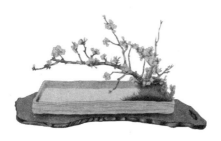

养性延命录

读经典 学养生

YANG
XING
YAN
MING
LU

卷
一

教诫篇第一

若欲延年少病者诚，勿施精①命夭残，勿大温消骨髓，勿大寒伤肌肉，勿咳唾失肥液，勿卒呼惊魂魄，勿久泣神悲戚，勿恚怒神不乐，勿念内志恍惚②。能行此道，可以长生。

注

①施精：射精。

②恍惚：指神思不定，慌乱无主。由于七情内伤、外邪内干、发汗过多而损伤心气，以致精神不定。

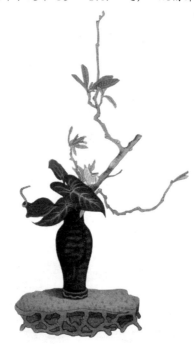

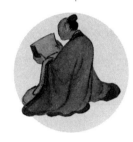

食诫篇第二

卷一

读经典 学养生

养性延命录

YANG
XING
YAN
MING
LU

卷一

食诫篇第二

真人曰：虽常服药物，而不知养性之术，亦难以长生也。养性之道，不欲饱食便卧及终日^①久坐，皆损寿也。

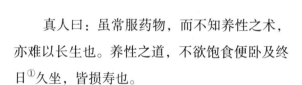

①终日：从早到晚。

人欲小劳，但莫至疲，及强所不能堪胜^①耳。

养性延命录
读经典 学养生

YANG
XING
YAN
MING
LU

卷一

食诫篇第二

①堪胜：足以承受。

人食毕，当行步踌躇①，有所修为为快也。故流水不腐，户枢不朽蠹②，以其劳动数故也。故人不要夜食③，食毕但当行中庭，如数里可佳。

①踌躇（chóu chú）：徘徊不前的样子，此处指缓行。
②蠹（dù）：被虫蛀蚀。
③夜食：夜间进食。

饱食即卧生百病，不消成积聚也。食欲少而数①，不欲顿多难消，常如饱中饥，饥中饱。故养性者，先②饥乃食，先渴而饮。恐觉饥乃食，食必多盛；渴乃饮，饮必过。食毕当行，行毕使人以粉摩③腹，数百过大益也。

38 ①数：多次。

②先：在……之前。
③摩：抚摸，摩挲。

　　青牛道士言，食不欲过饱，故道士先饥而食也。饮不欲过多，故道士先渴而饮也。食毕行数百步，中益也。暮食毕行五里许乃卧，令人除病。凡食，先欲得食热食，次食温食，次冷食。食热暖食讫②，如无冷食者，即吃冷水，一两咽甚妙。若能恒记，即是养性之要法③也。凡食，欲得先微吸取气咽，一两咽乃食，主无病。

注

①次：其次，再。
②讫（qì）：完毕，完尽。
③要法：重要的方法。

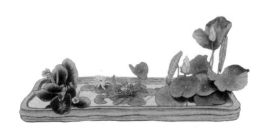

读经典学养生
养性延命录
YANG
XING
YAN
MING
LU
卷一
食诫篇第二

养性延命录

读经典 学养生

YANG
XING
YAN
MING
LU

卷一

食诫篇第二

真人言：热食伤骨，冷食伤脏，热物灼①唇，冷物痛齿。食讫跐蹰②长生，饱食勿大语③，大饮则血脉闭，大醉则神散。

注

①灼：烧，烫。
②跐蹰（chí chú）：逗留，歇息。
③大语：高声说话。

春宜食辛，夏宜食酸，秋宜食苦，冬宜食咸，此皆助五脏，益血气，辟①诸病。食酸咸甜苦，即不得过分食。

注

①辟：通"避"，躲避。

春不食肝，夏不食心，秋不食肺，冬不食肾，四季不食脾。如能不食此五脏，尤顺天理。燕不可食，入水为蛟蛇所吞，亦不宜杀之。饱食讫即卧，成病背疼。饮酒不欲多，多即吐，吐不佳。醉卧不可当风①，亦不可用扇，皆损人②。

①当风：正对着风。
②损人：损害身体。

白蜜勿合李子同食，伤五内①。醉不可强食②，令人发痈疽③，生疮。醉饱交接，小者令人面黚、咳嗽，不幸伤绝脏脉，损命。

①五内：五脏。
②强食：勉强进食。
③痈疽：发生于体表、四肢、内脏的急性化脓性
　疾患。

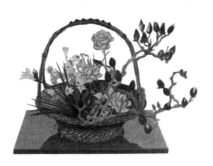

读经典 学养生

养性延命录

YANG
XING
YAN
MING
LU

卷一

食诫篇第二

　　凡食，欲得恒温暖，宜入易消，胜于习冷[1]。凡食，皆熟胜于生，少胜于多。饱食走马[2]成心痴。饮水勿忽咽之，成气病及水癖[3]。

①习冷：经常吃冷的食物。
②走马：骑马。
③水癖（pǐ）：病名。因水气结聚两胁而成癖病。

　　人食酪[1]，勿食酢[2]，变为血痰及尿血。食热食汗出，勿洗面，令人失颜色[3]，面如虫行。食热食讫，勿以醋浆漱口，令人口臭及血齿。

①酪：用动物的乳汁做成的半凝固食品。
②酢（cù）：同"醋"。
③颜色：面上气色。

　　马汗息[1]及马毛入食中，亦能害人。鸡、兔、犬肉，不可合食。烂茄[2]屋上水滴浸者，脯名曰郁脯，食之损人。

读经典学养生

养性延命录

MING
XING
YAN
MING
LU

卷一

食诫篇第二

①汗息：汗液。

②茆（máo）：同"茅"。

久饥不得饱食，饱食成癖病。饱食夜卧失覆①，多霍乱②死。

①失覆：不盖被子。

②霍乱：以突发呕吐、下利为主要症状的疾病。霍，急骤、卒然；乱，缭乱、变乱。因其发病突然，顷刻之间升降紊乱，吐泻交作，故名霍乱。

时病新差①，勿食生鱼，成痢②不止。食生鱼，勿食乳酪，变成虫。食兔肉，勿食干姜，成霍乱。

①差：同"瘥"，指病愈。

②痢：中医学病名，古称"滞下"。

养性延命录

读经典 学养生

YANG
XING
YAN
MING
LU

人食肉，不用取上头最肥者，必众人先目^①之，食者变成结气^②及痓疠^③，食皆然。

①目：过目，细看。

②结气：气血郁结。

③痓（zhù）疠：痓，中医指发于夏令的季节性疾病，症状是微热食少，身倦肢软，渐见消瘦。疠，瘟疫。

空腹勿食生果，令人膈上热，骨蒸^①，作痈疖^②。

①骨蒸：形容阴虚潮热的热气自里透发而出。

②痈疖：指痈疽、疖肿、疔疮、丹毒等多种体表感染性疾病。

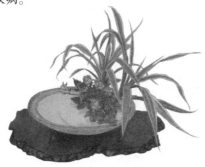

养性延命录

读经典 学养生

YANG
XING
YAN
MING
LU

卷一

食诫篇第二

铜器盖食，汗出[1]落食中，食之发疮肉疽[2]。

注

①汗出：水蒸气。
②肉疽：病名。阴疽之泛称。

触寒未解食热食，亦作剌风。饮酒热未解，勿以冷水洗面，令人面发疮。饱食勿沐发[1]，沐发令人作头风[2]。

注

①沐发：洗头发。
②头风：一种以慢性阵发性头痛为主要临床表现的疾病，其病程较长、缠绵难愈、易于复发。此病在古代医著中常与头痛并列提出。

荞麦和猪肉食，不过三顿成热风[1]。干脯[2]勿置[3]秫米[4]瓮中，食之闭气[5]。干脯火烧不动，出火始动，擘[6]之筋缕相交者，食之患人[7]或杀人。

养性延命录

读经典 学养生

YANG
XING
YAN
MING
LU

卷一

食诫篇第二

注

①热风：中医病名。由风邪挟热所致的疾病。

②干脯：肉干。

③置：放，摆，搁。

④秫米：中药名，为禾本植物梁或粟的种子之粘者。

⑤闭气：呼吸困难。

⑥擘：掰。

⑦患人：害病。

　　羊肺中有肉如珠子者，名羊悬筋，食之患癫痫①。诸湿食不见形影者，食之成疰，腹胀。暴疾后不周②饮酒，膈上变热。

注

①癫痫：由脑部疾患或脑外伤等引起的疾病，发作时突然昏倒，全身痉挛，或口吐白沫，俗称羊痫风、羊角风。

②不周：不久。

　　新病差不用食生枣、羊肉、生菜，损颜色，终身不复，多致死，膈上热蒸。凡食热脂饼物，不用饮冷醋、浆水，善①失声若咽。

读经典学养生

养性延命录

YANG
XING
YAN
MING
LU

卷一

食诫篇第二

①善：容易，易于。

生葱白合蜜食，害人。切忌干脯得水自动，杀人。曝①肉作脯，不肯燥②，勿食。羊肝，勿合椒食，伤人心。胡瓜合羊肉食之，发热。多酒食肉，名曰痴脂，忧狂无恒。食良药、五谷充悦者，名曰中士。犹虑疾苦，食气保精存神，名曰上士，与天同年。

①曝：晒。
②不肯燥：不能完全晒干。指肉已腐坏。

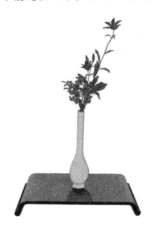

养性延命录

YANG
XING
YAN
MING
LU

卷
一

杂诫忌禳害
祈善篇第三

卷一

杂诫忌禳害
祈善篇第三

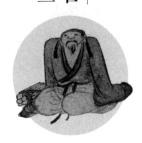

久视伤血，久卧伤气，久立伤骨，久行伤筋，久坐伤肉。凡远思强健伤人，忧恚①悲哀伤人，喜乐过差②伤人，忿怒不解伤人，汲汲③所愿伤人，戚戚④所患伤人，寒热失节伤人，阴阳不交伤人。凡交⑤须依导引诸术。若能避众伤之事而复阴阳之术，则是不死之道。

注

①忧恚：忧愁愤恨。

②差：度。

③汲汲：急迫追求的样子。
④戚戚：忧伤的样子。
⑤交：男女交媾。

　　大乐气飞扬①，大愁气不通。用精令人气力乏，多视令人目盲，多睡令人心烦，贪美食令人泄痢②。

注

①飞扬：昂扬，振奋。
②泄痢：病名。指泄泻。

　　俗人但知贪于五味，不知元气可饮。圣人知五味之生病，故不贪，知元气可服，故闭口不言，精气自应①也。唾不咽则海不润，海不润则津液乏，是知服元气，饮醴泉，乃延年之本也。

注

①应：感应。

读经典学养生

养性延命录

YANG
XING
YAN
MING
LU

卷一

杂诫忌禳害
祈善篇第三

养性延命录

读经典 学养生

YANG
XING
YAN
MING
LU

卷
一

祈善篇第三
杂诫忌禳害

　　沐浴无常不吉，夫妇同沐浴不吉，新沐浴及醉饱，远行归还，大疲倦，并不可行房室之事，生病，切慎之。丈夫勿头北卧，令人六神不安，多愁忘。勿跂①井，今古大忌。若见十步地墙，勿顺墙坐卧，被风吹，发癫痫疾。勿怒目②久视日月，失目明。

①跂：踮起脚。
②怒目：眼睛大张。

　　凡大汗忽脱衣，不慎多患偏风①，半身不遂②。新沐浴讫，不得露头当风，不幸得大风刺风疾。触寒来，勿临面火上，成痫，起风眩③。

注

①偏风：病名。又称"偏枯"，即半身不遂。
②半身不遂：又称"偏瘫"，是指一侧上下肢、面肌和舌肌下部的运动障碍。
③风眩：因风邪、风痰所致的眩晕。多由气血亏损，风邪上乘所致。

凡汗，勿跂床悬脚，久成血痹[1]，足重腰疼。凡脚汗，勿入水。作骨痹[2]，亦作遁疰[3]。久忍小便，膝冷兼成冷痹[4]。

①血痹：病名，出自《灵枢·九针论》，多由邪入血分而成。

②骨痹：五体痹之一。由六淫之邪侵扰人体筋骨关节，闭阻经脉气血而成，表现为肢体沉重，关节剧痛，甚至肢体拘挛屈曲，或强直畸形。

③遁疰（zhù）：指发于夏令的季节性疾病，症状是微热食少，身倦肢软，渐见消瘦。

④冷痹：病名。痹证偏于寒邪伤人者。症见脚膝酸疼，行履艰难，四肢麻木。

凡食热物汗出，勿荡风[1]，发疰头痛，令人目涩，饶[2]睡。凡欲眠，勿歌咏，不祥。起眠讫，勿大语，损人气。

①荡风：顶风。

②饶：多。

读经典 学养生

养性延命录

YANG
XING
YAN
MING
LU

卷
一

祈善篇第三
杂诫忌禳害

凡飞鸟投^①人，不可食焉，若开口及毛下有疮，并不可食之。凡热泔^②洗头，冷水濯^③，成头风。凡人卧，头边勿安火炉，令人头重、目赤、鼻干。凡卧讫，头边勿安灯，令人六神不安。冬日温足冻脑，春秋脑足俱冻，此乃圣人之常法也。

①投：投向，冲向。

②泔：洗过米或洗碗、洗菜用过的水。

③濯：浇洗。

凡新哭泣讫便食，即成气病^①。夜卧勿覆头，妇人勿跂灶坐，大忌。凡若唾^②不用远，远即成肺病，令人手重、背疼、咳嗽。凡人魇^③，勿点灯照，定魇死，暗唤之即吉，亦不可近前及急唤。

①气病：脏腑经络气机失调的病证。

②唾：此处指吐口水。

52

③魇（yǎn）：梦中惊叫，或觉得有什么东西压住不能动弹。

凡人卧勿开口，久成消渴①，并失血色。凡旦起勿以冷水开目洗面，令人目涩、失明、饶泪②。凡行途中触热，逢河勿洗面，生乌皯。人睡讫忽觉，勿饮水更卧，成水癖③。

①消渴：泛指以多饮、多食、多尿、形体消瘦，或尿有甜味为特征的疾病。
②饶泪：眼泪多。
③水癖：以水湿为主的疾患。

凡时病①新汗解，勿饮冷水，损人心腹，不平复。凡空腹不可见闻臭尸，气入鼻令人成病。凡欲见死尸，皆须先饮酒及咬蒜辟毒气。凡小儿不用②令指月，两耳后生疮，是断名月蚀疮，捣虾蟆末敷，即差，并别余疮并不生。凡产妇不可见狐臭人，能令产妇著肿。

养性延命录

读经典　学养生

YANG
YING
YAN
MING
LU

卷
一

杂诫忌禳害
祈善篇第三

养性延命录

读经典　学养生

YANG
XING
YAN
MING
LU

卷一

杂诫忌禳害
祈善篇第三

注

①时病：又称"时令病"，指一些季节性发生的疾病。

②不用：不应该。

　　凡人卧不用于窻欂①下，令人六神不安。凡卧，春夏欲得头向东，秋冬头向西，有所利益。凡丈夫饥，欲得坐小便，饱则立小便，令人无病。凡人睡，欲得屈膝侧卧，益人气力。凡卧，欲得数转侧，微②语笑，欲令至少语，莫令声高大。

注

①窻欂（chuāng bó）：窻，同"窗"，异体字。欂，柱顶上承托栋梁的方木。

②微：少。

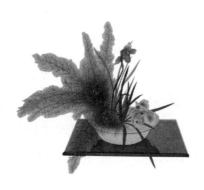

读经典 学养生

养性延命录

YANG
XING
YAN
MING
LU

卷一

杂诫忌禳害
祈善篇第三

春欲得瞑①卧早起，夏秋欲得夜卧早起，冬欲得早卧晏②起，皆有所益。虽云早起莫在鸡鸣前，晏起莫在日出后，冬日天地闭，阳气藏，人不欲劳作汗出，发泄阳气，损人。

注

①瞑：幽暗，昏暗，指一日中时间较晚时。

②晏：迟，晚。

新沐浴讫，勿当风结髻，勿以湿头卧，使人患头风、眩闷、发颓①、面肿、齿痛、耳聋。湿衣及汗衣，皆不可久著②，令发疮及患风瘙痒。

注

①发颓：脱发。

②著：穿着。

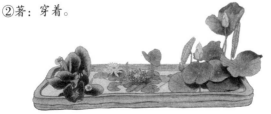

养性延命录

读经典 学养生

YANG
XING
YAN
MING
LU

卷
一

祈善篇第三
杂诫忌禳害

老君曰：正月旦中庭向寅①地，再拜咒曰：（某甲）年年受大道之恩，太清玄门②愿还（某甲）去岁之年。男女皆三通。自咒，常行此道，延年（玄女③有清神之法，淮南④崇祠灶之规，咸欲体合真灵，护卫真生者）。

①寅：地支的第三位。

②太清玄门：太清，天道；玄门，道教的另一种称呼，玄妙之门。

③玄女：原为中国古代神话中的女神，后道教奉为女仙。汉魏时期，玄女在社会上特别是道教之中有很大影响。

④淮南：指淮南王刘安。

《仙经秘要》：常存念心中，有气大如鸡子①，内赤外黄，辟众邪延年也。欲却②众邪百鬼，常存念为炎火如斗③，煌煌④光明，则百邪不敢于人，可入瘟疫之中。暮卧，常存作赤气在外，白气在内，以覆⑤身，辟众邪鬼魅。

读经典 学养生

养性延命录

YANG
YING
YAN
MING
LU

卷一

杂诫忌禳害
祈善篇第三

注

①鸡子：即鸡蛋。

②却：远离。

③斗：盛粮食的器具，酒器。

④煌煌：形容明亮。

⑤覆：覆盖。

老君曰：凡人求道，勿犯五逆六不祥，有犯者凶。大小便向西，一逆；向北，二逆；向日，三逆；向月，四逆；仰视天及星辰，五逆。夜起裸形，一不祥；旦起嗔恚①，二不祥；向灶骂詈②，三不祥；以足内火，四不祥；夫妻昼合，五不祥；怨恚师父，六不祥。

注

①嗔恚：指仇视、怨恨和损害他人的心理。

②骂詈：叱骂。

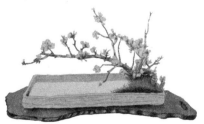

养性延命录

读经典 学养生

YANG
XING
YAN
LU

卷
一

杂诫忌禳害
祈善篇第三

凡人旦起恒言善事，天与之福，勿言奈何歌啸①，名曰请祸。慎勿上床卧歌，凶。始卧伏床凶，饮食伏床凶，以匙筋系盘上凶。司阴之神，在人口左，人有阴祸，司阴白②之于天，天则考③人魂魄。司杀之神，在人口右，人有恶言，司杀白之于司命，司命记之，罪满即杀。二神监口，唯向人求，非安可不慎言。舌者身之兵④，善恶由之而生，故道家所忌。

①歌啸：高声歌唱。

②白：说，告诉。

③考：考察。

④兵：兵器。

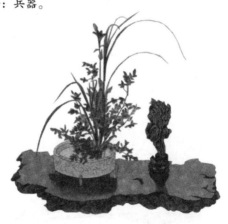

读经典学养生

养性延命录

YANG
XING
YAN
MING
LU

卷一

杂诫忌禳害
祈善篇第三

食玉泉①者，令人延年，除百病。玉泉者，口中唾也。鸡鸣②、平旦③、日中④、日晡⑤、黄昏⑥、夜半⑦时，一日一夕。凡七漱玉泉食之，每食辄满口咽之，延年。

①玉泉：清泉的美称，此处指津液。
②鸡鸣：鸡叫，常指天明之前。
③平旦：清晨。
④日中：指日头正当午，中午。
⑤日晡：下午3至5时。
⑥黄昏：日落以后到天还没有完全黑的这段时间。
⑦夜半：夜里12时前后。

发，血之穷①；齿，骨之穷；爪，筋之穷。千过梳发，发不白；朝夕啄齿，齿不龋；爪不数截，筋不替。人常数欲照镜，谓之存形，形与神相存，此其意也。若矜②容颜色自爱玩，不如勿照。

①穷：此处指外在表现。
②矜：自大，自傲，自夸。

养性延命录

读经典 学养生

YANG
XING
YAN
MING
LU

卷一

祈善诚忌禳害
第三杂篇

　　凡人常以正月一日、二月二日、三月三日、四月八日、五月一日、六月二十七日、七月十一日、八月八日、九月二十一日、十月十四日、十一月十一日、十二月三十日，但常以此日取枸杞菜，煮作汤沐浴，令人光泽，不病不老。月蚀宜救活人①，除殃②。活万人与天同功（天不好杀，圣人则之。不好杀者，是助天地长养，故招胜福）。善梦可说，恶梦默之③，则养性延年也。

注

① 活人：使人活。

② 除殃：去除祸害。

③ 默之：沉默地对待。

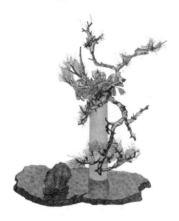

60

卷二

读经典学养生

养性延命录

YANG
XING
YAN
MING
LU

卷二

第四 服气疗病篇

服气疗病篇

第四

卷二

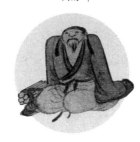

《元阳经》曰：常以鼻纳气，含而漱，满舌料^①唇齿咽之，一日一夜得千咽甚佳。当少饮食，饮食多则气逆^②，百脉闭，百脉闭则气不行，气不行则生病。

①料：原为量词，指中药配制丸药时处方剂量的全份。此处意为占满舌头。

②气逆：气机逆乱。

养性延命录

读经典 学养生

YANG
XING
YAN
MING
LU

卷二

第四 服气疗病篇

《玄示》曰：志者，气之帅也。气者，体之充也。善者遂其生，恶者丧其形。故行气之法，少食自节，动其形，和其气血，因轻[1]而止之，勿过失突，复而还之，其状若咽。正体端形，心意专一，固守中外，上下俱闭，神周形骸，调畅四溢，修守关元[2]，满而足实，因之而众邪自出。

①因轻：趁（病）轻的时候。

②关元：经穴名，在前正中线上，脐下三寸处，属任脉。

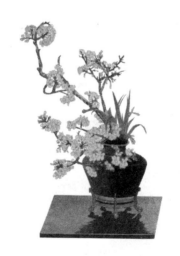

彭祖曰：常闭气纳息，从平旦至日中，乃跪坐拭①目，摩搦②身体，舐③唇咽唾，服气数十，乃起行言笑。其偶有疲倦不安，便导引闭气，以攻所患，必存其身，头面九窍，五脏四肢，至于发端，皆令所在。觉其气云行体中，起于鼻口，下达十指末，则澄和④真神，不须针药灸刺。

①拭：揩擦。
②摩搦：按摩，按下。
③舐：舔。
④澄和：清朗和暖。

凡行气，欲除百病，随所在作念之。头痛念头，足痛念足，和气往攻之，从时至时，便自消矣。时气中冷，可闭气以取汗，汗出辄①周身则解矣。

①辄（zhé）：就。

行气闭气，虽是治身之要，然当先达解其理，又宜空虚，不可饱满。若气有结滞，不得空流，或^①致发疮，譬如泉源，不可壅遏^②。若食生鱼、生菜、肥肉，及喜怒忧恚不除，而以行气，令人发上气。凡欲学行气，皆当以渐^③。

①或：可能。

②壅遏：阻塞之义。

③渐：慢慢地，一点一点地。

刘君安曰：食生吐死，可以长存，谓鼻纳气为生，口吐气为死也。凡人不能服气，从朝至暮，常习不息，徐而舒之，常令鼻纳口吐，所谓吐故纳新也。

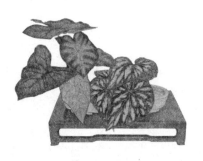

《服气经》曰：道者，气也。保气则得道，得道则长存。神者，精也。保精则神明，神明则长生。精者，血脉之川流，守骨之灵神也。精去则骨枯，骨枯则死矣。是以为道，务宝①其精。

注

①宝：珍惜。

从夜半至日中为生气，从日中后至夜半为死气，常以生气时正偃卧，瞑目握固（握固者，如婴儿之拳手①，以四指押②拇指也），闭气不息，于心中数至二百，乃口吐气出之，日增息③。如此身神具，五脏安，能闭气至二百五十，华盖明（华盖，眉也），耳目聪明，举④身无病，邪不干⑤人也。

注

①拳手：握起来的手。
②押：同"压"。
③增息：增加时间。

读经典　学养生
养性延命录
YANG XING YAN MING LU
卷二
第四　服气疗病篇

④举：全。

⑤干：入侵。

凡行气，以鼻纳气，以口吐气，微而引之，名曰长息。纳气有一，吐气有六。纳气一者，谓吸也。吐气有六者，谓吹①、呼②、唏③、呵④、嘘⑤、呬⑥，皆出气也。

注

①吹：合拢嘴唇用力出气。

②呼：往外出气，与"吸"相对。

③唏（xī）：叹息。

④呵：吁气。

⑤嘘：慢慢地吐气。

⑥呬（xì）：嘘，气，运气吐纳一法。

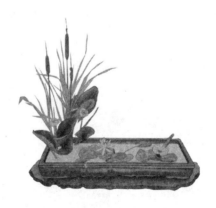

凡人之息，一呼一吸，元有此数。欲为长息吐气之法，时寒可吹，时温可呼。委曲治病，吹以去风，呼以去热，唏以去烦，呵以下气，嘘以散滞，呬以解极①。

注

①解极：解除身心疲困。

凡人极者，则多嘘呬。道家行气，率不欲嘘呬。嘘呬者，长息之心也，此男女俱存法，法出于《仙经》。行气者，先除鼻中毛，所谓通神之路。若天露恶风①、猛寒大热时，勿取气。

注

①天露恶风：大雾、狂风。

《明医论》云：疾之所起，自生五劳，五劳既用，二脏先损，心肾受邪，腑脏俱病。五劳者，一曰志劳，一曰思劳，三曰心劳，四曰忧劳，五曰疲劳。五劳则生六极，一曰气极，二曰血极，三曰筋极，四曰骨极，五曰精极，六曰髓极。六极即为七伤，七伤故变为七痛，七痛为病，令人邪气多，正气少。忽忽喜忘，悲伤不乐，饮食不生，肌肤颜色无泽，发白枯槁①。甚者令人得大风②偏枯③，筋缩，四肢拘急，挛缩④，百关膈塞，羸⑤瘦短气，腰脚疼痛。此由⑥早娶用精过差，血气不足，极劳之所致也。

注

①枯槁：面容憔悴。

②大风：麻风病。

③偏枯：中医指半身不遂。

④挛缩：肌肉或关节处于痉挛状态。

⑤羸（léi）：瘦弱。

⑥由：因为，由于。

凡病之来①，不离于五脏，事须识根。不识者勿为之耳。心脏病者，体有冷热，呼吹二气出之。肺脏病者，胸背胀满，嘘气出之。脾脏病者，体上游风，习习②身痒、疼闷，嘶气出之。肝脏病者，眼疼，愁忧不乐，呵气出之。

①来：由来。
②习习：形容辛辣、痛痒等感觉。

已上十二种调气法，依常以鼻引气，口中吐气，当令气声逐字吹、呼、嘘、呵、嘶、呬吐之。若患者依此法，皆须恭敬用心为之。无有不差，愈病长生要术。

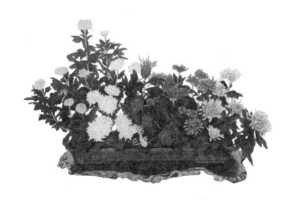

养性延命录

读经典学养生

YANG
XING
YAN
MING
LU

卷二

第四 服气疗病篇

卷二 第五 导引按摩篇

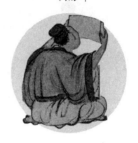

《导引经》云：清旦未起，先啄齿二七[1]，闭目握固，漱满唾，三咽。气寻闭不息自极[2]，极乃徐徐出气，满三止。便起狼踞[3]鸱顾[4]，左右自摇，亦不息自极，复三。便起下床，握固不息，顿踵三还，上一手，下一手，亦不息自极三。又叉手项上，左右自了捩[5]，不息[6]复三。又伸两足及叉手前却，自极复三。皆当朝暮为之，能数尤善。

①二七：即十四。
②自极：自然达到极限。
③狼踞：如狼之蹲踞。古代道家养生导引术的一种
　动作。
④鸱（chī）顾：像猫头鹰一样扭头后看。
⑤捩（liè）：扭转身体。
⑥息：停止。

　　平旦以两手掌相摩令热，熨眼三过，次又以指搔目四眦，令人目明。按经文拘魂门①，制魄户②，名曰握固，与魂魄安门户也。此固精明目，留年还白之法，若能终日握之，邪气百毒不得入（握固法：屈大拇指于四小指下把之，积习不止，即眼中亦不复开。一说云：令人不遭魔魅）。

注

①魂门：指魂门穴，位于背部，在第9胸椎棘突下
　旁开3寸处。
②魄户：魄，肺之精也，气也。户，出入的门户也。
　魄户意指本穴出入的气血为来自肺脏的阳热之气。
　本穴物质和肺俞穴一样，皆为来自肺脏的外输之

养性延命录

读经典 学养生

YANG
XING
YAN
MING
LU

卷二

第五 导引按摩篇

气，但因本穴与肺俞穴相比处于更外更高处，气血物质为比肺俞穴更干燥的阳热之气，属于肺之精气故名魄户。

《内解》云：一曰精，二曰唾，三曰泪，四曰涕，五曰汗，六曰溺[1]，皆所以损人也。但为损者，有轻重耳。人能终日不涕唾，随有漱满咽之。若恒含枣核咽之，令人爱气生津液，此大要也（谓取津液，非咽核也）。

①溺：排泄小便，后来作"尿"。

常每旦啄齿三十六通，能至三百弥[1]佳，令人齿坚不痛。次则以舌搅漱口中津液，满口咽之，三过止。次摩指少阳令热，以熨目，满二七止，令人目明。

①弥：更加。

每旦初起，以两手叉两耳极上下，热挼之，二七止，令人耳不聋。次又啄齿②漱玉泉三咽，缩鼻闭气，右手从头上引左耳二七，复以左手从头上引右耳二七止，令人延年不聋。次又引两鬓发举之一七，则总取发两手向上，极势抬上一七，令人血气通，头不白。

注

①挼：揉搓的意思。
②啄齿：叩齿。

又法，摩手令热，以摩面，从上至下，去邪气，令人面上有光彩。又法，摩手令热，揩摩①身体，从上至下，名曰干浴，令人胜风寒、时气、热、头痛，百病皆除。

注

①揩摩：按摩。

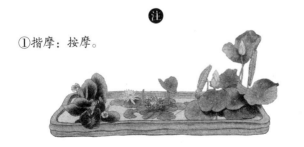

读经典 学养生
养性延命录

MING
XING
YAN
MING
LU

卷二

第五 导引按摩篇

夜欲卧时，常以两手揩摩身体，名曰干浴，辟风邪。峻坐，以左手托头，仰右手，向头上尽势托，以身并手振动三，右手托头，振动亦三，除人睡闷。

①峻坐：端坐。

平旦日未出前，面向南峻坐，两手托髀，尽势振动三，令人面有光泽。平旦起，未梳洗前，峻坐，以左手握右手于左髀上，前却尽势挼②左髀三。

①髀（bì）：大腿。
②挼（ruó）：揉搓。

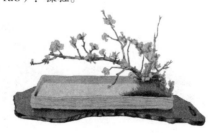

又以右手握左手于右髀上，前却捼右髀亦三。又叉两手向前，尽势推三，次叉两手向胸前，以两肘向前，尽势三，直引左臂，拳曲右臂，如挽一斛①五斗弓势，尽力为之，右手挽弓势亦然。

①斛（hú）：旧量器，方形，口小底大，容量本为十斗，后来改为五斗。

次以右手托地，左手仰托天尽势，右亦如然。次拳两手向前筑①，各三七②。次拳左手尽势，向背上握指三，右手亦如之。疗背膊臂肘劳气，数③为之弥佳。

①筑：打，击。
②三七：即二十一。
③数：多次。

平旦便转讫，以一长柱杖策①腋，垂左脚于床前，徐峻②，尽势③，搘④左脚五七，右亦

读经典 学养生

养性延命录

YANG
XING
YAN
MING
LU

卷二

第五 导引按摩篇

读经典 学养生

养性延命录

YANG
XING
YAN
MING
LU

卷二

第五 导引按摩篇

如之。疗脚气⑤，疼闷，腰肾间冷气，冷痹及膝冷、脚冷，并主之。日夕三掣弥佳。勿大饱及忍小便。掣如无杖，但遣所掣脚不着地，手扶一物亦得。

注

①策：拄着。

②徐峻：慢慢增高、加高。

③尽势：尽最大力量。

④掣：拽、拉。

⑤脚气：病名，又称脚弱。因外感湿邪风毒，或饮食厚味所伤，积湿生热，流注于脚而成。

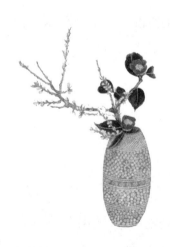

晨夕以梳梳头满一千梳，大去头风，令人发不白。梳讫，以盐花及生麻油搓头顶上弥佳。如有神明膏，搓之甚佳。且欲梳洗时，叩齿一百六十，随有津液便咽之讫。以水漱口，又更以盐末揩^①齿，即含取微^②酢、清浆半小合许熟漱，取盐汤吐洗两目讫。

①揩：擦，抹。
②微：少许。
③讫：尽，都。

闭目以冷水洗面，必不得遣^①冷水入眼中，此法齿得坚净，目明无泪，永无蜗齿^②。平旦^③洗面时漱口讫，咽一两咽冷水，令人心明净，去胸臆中热。

①遣：使，让。
②蜗齿：俗称蛀牙、虫牙。
③平旦：清晨。

养性延命录

读经典 学养生

YANG
XING
YAN
MING
LU

卷二

第五导引按摩篇

谯国华佗①，善养生，弟子广陵吴普②、彭城樊阿③，受术于佗。佗语普曰：人体欲得劳动，但不当使极④耳。人身常摇动，则谷气消，血脉流通，病不生，譬犹户枢不朽是也。

注

①华佗：汉末沛国谯（今安徽亳县）人。一名旉，字元化。精内、外、妇、儿、针灸各科，外科尤为擅长。行医各地，声名卓著。

②吴普：人名，广陵郡（今江苏淮阳）人。字号及生卒年不详。吴普曾经跟随华佗学医，救活了很多人的性命。

③樊阿：人名，彭城国（今江苏徐州）人。字号及生卒年不详。樊阿曾经跟随华佗学医，擅长针灸并勇于探索。

④极：尽头，极限。

古之仙者及汉时有道士君倩①，为导引之术，作熊经②鸱顾，引挽腰体，动诸关节，以求难老也。吾有一术，名曰五禽戏。一曰虎，二曰鹿，三曰熊，四曰猿，五曰鸟，亦以除疾，兼利手足，以常导引。体中不快，因起作一禽之戏，遣微汗出即止。以粉涂身，即身体轻便，腹中思食。吴普行之，年九十余岁，耳目聪明，牙齿坚完，吃食如少壮③也。

注

①倩：请人做某事。
②熊经：古代导引养生之法。状如熊攀树而悬。
③少壮：年轻力壮的人。

虎戏者，四肢距地①，前三踯②却二踯，长引腰侧，脚仰天，即返距行，前却各七过也。鹿戏者，四肢距地，引项反顾，左三右二伸，左右脚伸缩亦三亦二也。熊戏者，正仰，以两手抱膝下，举头左掰③地七，右亦七，蹲地，以手左右托地。猿戏者，攀物自悬，伸缩身体，上下一七，以脚拘④物，自悬左右七，手钩却立，按头各七。鸟戏者，双立手，翘一足，伸两臂，扬眉，用力各二七，坐伸脚，手挽足趾各七，缩伸二臂各七也。

注

①距地：着地。

②蹋：蹬踢。

③擗（pǐ）：敲打。

④拘：勾。

　　夫五禽戏法，任力①为之，以汗出为度②。有汗，以粉涂身，消谷气，益气力，除百病，能存行③之者，必得延年。又有法，安坐未食前，自按摩。以两手相叉，伸臂股，导引诸脉，胜如汤药。正坐，仰天吁出，饮食醉饱之气立消。夏天为之，令人凉，不热。

注

①任力：根据（自身）力量。

②度：限度。

③存行：长期留意并实行。

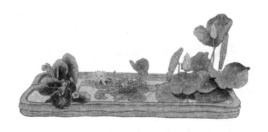

读经典学养生

养性延命录

YANG
XING
YAN
MING
LU

卷二

第六 御女损益篇

御女损益篇 第六

卷二

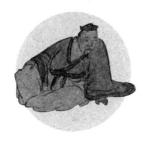

道以精①为宝，施②之则生人，留之则生身。生身则求度在仙位，生人则功遂而身退，功遂而身退，则陷欲以为剧③。何况妄施而废弃，损不觉多，故疲劳而命堕④。天地有阴阳，阴阳人所贵，贵之合于道，但当慎无费⑤。

注

①精：精气。

②施：给予。

③剧：严重。

④命堕：生命垂危。

养性延命录

读经典 学养生

YANG
XING
YAN
MING
LU

卷二

第六 御女损益篇

⑤无费：不要耗损太多。

彭祖曰：上士①别床，中士异被②。服药千裹，不如独卧。色使目盲，声使耳聋，味使口爽③。苟能节宣④其道，适抑扬其通塞者，可以增寿。

①上士：上等修行的人。

②异被：分被而卧。

③爽：出错。

④节宣：节制宣泄。指或裁制或布散以调适之，使气不散漫，不壅闭。

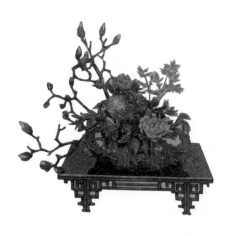

养性延命录

读经典 学养生

YANG
XING
YAN
MING
LU

卷二

第六 御女损益篇

一日之忌，暮食无饱（夜饱食眠，损一日之寿）。一月之忌，暮饮无醉（夜醉卧，损一月之寿）。一岁之忌，暮须远内①（一交损一岁之寿，养之不复）。终身之忌，暮须护气（暮卧习闭口，开口失气，又邪从口入）。

①远内：不接近妇女、女色。

采女①问彭祖曰：人年六十，当闭精守一，为可尔否？

①采女：古代女仙。

彭祖曰：不然。男不欲无女，无女则意动，意动则神劳，神劳则损寿。若念真正无可思而大佳，然而万一焉。有强郁闭之，难持易失，使人漏精尿浊，以致鬼交①之病。

注

①鬼交：是我国的传说医学的名称，又称"梦交"。
　指睡梦中与异性发生性行为。

又欲令气未感动，阳道①垂弱。欲以御女②者，先摇动令其强起，但徐徐接之，令得阴气，阴气推之，须臾自强，强而用之，务令迟疏。精动而正闭精，缓息瞑目，偃卧③导引，身体更复，可御他女。欲一动则辄易人④，易人可长生。

注

①阳道：指男性生殖器。
②御女：谓男子与妇女交合。
③偃卧：仰卧、睡卧。
④易人：换人。

若御一女，阴气既微，为益亦少。又阳道法火，阴道法水，水能制火；阴亦消①阳，久用不止，阴气吸阳，阳则转损，所得不补所失。但能御十二女子而复不泄者，令人老有美色。若御九十三女而不泄者，年②万岁。

注

①消：损耗。

②年：寿命。

凡精少则病，精尽则死。不可不忍，不可不慎。数交而时一泄，精气随长，不能使人虚损。若数交接则泻精，精不得长益，则行精尽矣。在家所以数数①交接者，一动不泻则赢，得一泻之精减，即不能数②交接。但一月辄再泻精，精气亦自然生长，但迟微不能速起，不如数交接不泻之速也。

注

①数数：屡次，常常。

②数：多次。

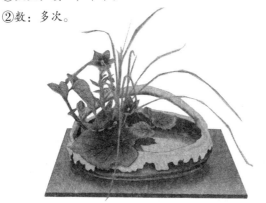

读经典学养生

养性延命录

YANG
XING
YAN
MING
LU

卷二

第六 御女损益篇

卷二

读经典　学养生

养性延命录

YANG
XING
YAN
MING
LU

第六　御女损益篇

（采女者，少得道，知养性，年一百七十岁，视如十五。殷王奉事之年，问道于彭祖也）。彭祖曰：奸淫所以使人不寿①者，非是鬼神所为也。直由用意俗猥，精动欲泄，务副②彼心，竭力无厌，不以相生，反以相害。或惊狂消渴③，或癫痴恶疮，为失精之故。但泻辄导引，以补其处，不尔④，血脉髓脑日损，风湿犯之，则生疾病，由俗人不知补泻之宜故也。

注

①不寿：不能长寿。

②副：交付，付与。

③消渴：以多饮、多食、多尿、形体消瘦为主要症状的疾病。

④不尔：不如此；不然。

彭祖曰：凡男不可无女，女不可无男。若孤独而思交接者，损人寿，生百病，鬼魅因之共交，失精而一当百。若欲求子，令子长命，贤明富贵，取月宿日①施精大佳（月宿日，直录之于后）。

注

①月宿日：是古代养生术里的名称，指的是阴历的初二、初三、初五、初九和初二十。

天老①曰：人生俱舍五常②，形法复同，而有尊卑贵贱者，皆由父母合八星③阴阳，阴阳不得其时，中也。不合宿④，或得其时，人中上也。不合宿，不得其时，则为凡夫矣。合宿交会者，非生子富贵，亦利己身，大吉之兆（八星者，室、参、井、鬼、柳、张、心、斗，月宿在此星，可以合阴阳求子）。

注

①天老：相传为黄帝辅臣。
②五常：即五伦。封建宗法社会以君臣、父子、夫妇、兄弟、朋友为五伦。
③八星：八字的相符。
④合宿：指夫妻之间的合欢。

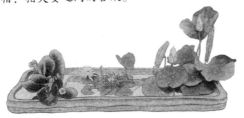

养性延命录

读经典 学养生

YANG
XING
YAN
MING
LU

卷
二

第
六
御
女
损
益
篇

月二日、三日、五日、九日、二十日，此是王相生气日，交会各五倍，血气不伤，令人无病。仍以王相日①半夜后鸡鸣前，徐徐弄玉泉，饮玉浆戏之。若合用春甲寅、乙卯，夏丙午、丁未，秋庚申、辛酉，冬壬子、癸亥，与上件月宿日合者，尤益佳。若欲求子，待女人月经绝后一日、三日、五日，择中王相日，以气生时，夜半之后乃施精，有子皆男，必有寿贤明。其王相日，谓春甲乙、夏丙丁、秋庚辛、冬壬癸。

注

①王相日：农历每月初二、三、五、九和二十，为王相日。

凡养生，要在于爱精。若能一月再①施精，一岁②二十四气③施精，皆得寿百二十岁。若加药饵④，则可长生。所患人年少时不知道，知道亦不能信行，至老乃始知道，便以晚矣，病难养也。虽晚而能自保，犹得延年益寿。若少壮而能行道者，仙可冀矣。

注

①再：两次。

②一岁：一年。

③二十四气：二十四节气的正规名称。它是我国传统历法制度的重要组成部分，对农业生产更有重要的指导意义。

④药饵：药物。

《仙经》曰：男女俱仙之道，深内勿动精，思脐中赤色大如鸡子，乃徐徐出入，精动便退，一旦一夕可数十为之，令人益寿。男女各息，意共存之，唯须猛念。

道人刘京①云：春三日一施精，夏及秋一月再施精，冬常闭精勿施。夫天道，冬藏其阳，人能法②之，故得长生。冬一施，当③春百。

注

①刘京：汉文帝时侍郎。传说从邯郸张君学道，能知吉凶。

②法：效法。

③当：相当，抵得上。

蒯道人[1]言：人年六十便当都绝房内。若能接而不施精者，可御女耳。若自度不辨者，都远之为上[2]。服药百种，不如此事可得久年也。

注

[1]蒯（kuǎi）道人：西汉道人蒯京。唾液养生法传说为西汉蒯京所创，蒯京因"食玉泉"（唾液）而肤色红润，牙齿坚固，清风道骨，享年120岁。

[2]上：上策。

《道林》云：命本者，生命之根本，决在此道，虽服大药及呼吸导引，备修万道，而不知命之根本。根本者，如树木，但有繁枝茂叶而无根本，不得久活也。命本者，房中之事也。故圣人云：欲得长生，当由所生。房中之事，能生人[1]，能杀人。辟如水火，知用之者，可以养生，不能用之者，立可死矣。交接[2]尤禁醉饱，大忌，损人百倍。欲小便，忍之以交接，令人得淋病，或小便难，茎中痛，小腹强[3]。大恚怒后交接，令人发痈疽。

养性延命录

读经典　学养生

YANG
XING
YAN
MING
LU

卷二

第六　御女损益篇

①生人：使人精力充沛。

②交接：指男女行房。

③强：僵硬。

　　道机房中禁忌：日月晦朔①，上下弦望②，日月蚀，大风恶雨，地动，雷电，霹雳，大寒暑，春夏秋冬节变之日，送迎五日之中，不行阴阳。本命行年月日忌禁之尤重（阴阳交错不可合③，损血气，泻正纳邪，所伤正气甚矣，戒之）。新沐头，新行疲倦，大喜怒，皆不可行房室。

①晦朔：晦，阴历每月末的一天；朔，阴历月初的一天。

②弦望：弦，指阴历每月初七、八、廿二、廿三；望，指阴历每月十五（有时是十六、十七）。

③合：指男女交合。

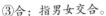

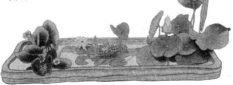

读经典 学养生

养性延命录

YANG
XING
YAN
MING
LU

卷二

第六 御女损益篇

彭祖曰：消息^①之情，不可不知也。又须当避大寒，大热，大雨，大雪，日月蚀，地动，雷震，此是天忌也。醉饱，喜怒忧愁，悲哀恐惧，此人忌也。山川神祇^②，社稷^③井灶^④之处，此为地忌也。

①息：养生将息。

②神祇（qí）：指天神和地神，泛指神明。

③社稷：土神和谷神，古时君主都祭祀社稷，后来就用社稷代表国家。

④井灶：井与灶。

既避此三忌，又有吉日，春甲乙，夏丙丁，秋庚辛，冬壬癸，四季之月戊巳，皆王相之日也。宜用嘉会^①，令人长生，有子必寿。其犯此忌，既致疾，生子亦凶夭短命。

①嘉会：欢乐的聚会。

老子曰：还精补脑，可得不老矣。《子都经》曰：施泻之法，须当弱入强出（何谓弱入强出，纳玉茎①于琴弦②麦齿③之间，及洪大便出之，弱纳之，是谓弱入强出。消息④之，令满八十动，则阳数备，即为妙也）。

注

①玉茎：指阴茎。
②琴弦：解剖名，指阴道深一寸处。
③麦齿：指处女膜。
④消息：身体内产生的关键性变化特征。

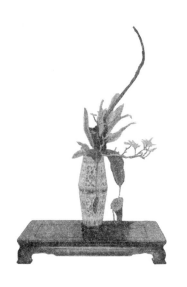

养性延命录

读经典 学养生

YANG
XING
YAN
MING
LU

卷二

第六 御女损益篇

老子曰：弱入强出，知生之术。强入弱出，良命乃卒^①，此之谓也^②。

①卒：死。

②此之谓也：说的就是这个（道理）。

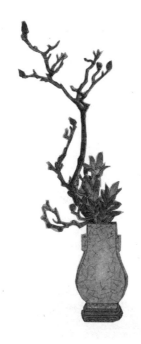